在宅 リハビリテーションにおける

物療ノススメ

監修 **阿部 勉**　編集 **森山 隆**
元住考志

一世出版

在宅リハビリテーションにおける**物療ノススメ**

はじめに

　物理エネルギーを活用して患部の治療や生体機能の維持向上を図る物理療法は、運動療法と組み合わせることによって、その効果を倍増することが可能です。特に時間的、空間的制約のある在宅場面では、リハビリテーション専門職の唯一無二の武器としてその活用は今後ますます期待されることでしょう。本書は、"先ずはトライ"を合言葉に、詳しい知識が無くてもすぐに物理療法の効果を体感できるように工夫しました。誰でもどこでも実際のケースレポートを通しながら機器の設定の仕方、注意点、使い方のコツを学ぶことができます。その道のエキスパートによるコラムも必見です。執筆者一同、この本をきっかけにリハビリテーション専門職が物理療法に少しでも興味を持っていただき、多くの皆様に物理療法の効果を提供できたらと願っています。今日から物理療法を片手に活動と参加を促していきましょう!!

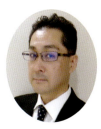

2019年6月27日

阿部　　勉

本書の特徴

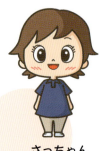

みなさん、はじめまして！
本書の案内人（ナビゲーター）、**さっちゃん**です！
物理療法のおもしろさを沢山の方に知ってもらうために、現在奮闘中です。
本書の特徴を、みなさんにご紹介します！

さっちゃん

物理療法の魅力にとりつかれた理学療法士。
特にお気に入りなのは超音波療法（即時効果が出せるから！）。

1 在宅リハで直面することの多い疾患・症状

在宅リハビリテーションの現場で直面することの多い疾患・症状にスポットをあて、それに対して効果が期待できる物理療法*の設定パラメータをご紹介しています。肢位や治療部位も記載していますので、**設定に迷うことなくすぐに実践**していただけます。

*本書では、**電気刺激療法**と**超音波療法**のみを取り上げています。

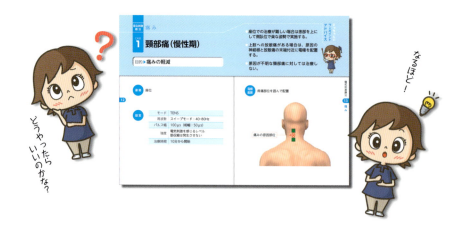

2 各疾患・症状に対するケースレポートを掲載

それぞれの疾患・症状に対して、臨床現場で物理療法を実施したケースレポートを掲載しています。これまで物理療法に馴染みのなかったセラピストもレポート作成に参加していますので、本書を読んで初めて物理療法を実践する方も参考にしていただけます。

物理療法を実施したセラピストによるオススメ度を示しています
★★★：すごくお勧め
★★　：なかなか良い
★　　：とりあえずやってみる

物理療法を実施したセラピストの感想や、実施上のアドバイスを紹介しています

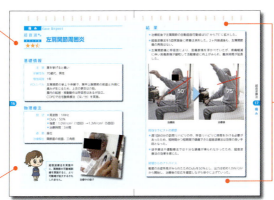

より効果を出すためのアドバイスを案内人のさっちゃんが紹介

3 コラム

様々な分野において活躍されている7名の先輩理学療法士より、各テーマに沿った興味深いメッセージを執筆いただいています。

では、早速はじめてみましょう！

もくじ

はじめに …………………………………………………………… 3
本書の特徴 ………………………………………………………… 4
協　力 ……………………………………………………………… 10

1 痛み

Case **1** ▶ 電気刺激 **頸部痛（慢性期）** ……………………………… 12
Case **2** ▶ 超音波 **肩関節痛（慢性期）** ……………………………… 14
　　　　　CaseReport 左肩関節周囲炎 ……………………………… 16
Case **3** ▶ 電気刺激 **腰痛（慢性期）** ………………………………… 18
　　　　　CaseReport 腰椎椎間板ヘルニア ………………………… 20
Case **4** ▶ 超音波 **腰痛（慢性期）** …………………………………… 22
　　　　　CaseReport 腰部脊柱管狭窄症 …………………………… 24
Case **5** ▶ 電気刺激 **膝関節痛（慢性期）** …………………………… 26
　　　　　CaseReport 関節リウマチ ………………………………… 28
　　　　　CaseReport 変形性膝関節症 ……………………………… 30
Case **6** ▶ 超音波 **膝関節の拘縮と痛み（慢性期）** ………………… 32
　　　　　CaseReport 両側変形性膝関節症 ………………………… 34
　　　　　CaseReport 膝関節の拘縮
　　　　　　　　　　（顔面肩甲上腕型筋ジストロフィー） ……… 36

column

在宅リハビリテーションにおける物理療法の可能性 ……………… 38

半田　一登（公益社団法人 日本理学療法士協会）

2 筋力低下

Case**1** ▶ 電気刺激 **大腿四頭筋** …………………………… 42
　　　　　CaseReport 両側変形性膝関節症 …………… 44
Case**2** ▶ 電気刺激 **殿筋群** ………………………………… 46
Case**3** ▶ 電気刺激 **下腿三頭筋** …………………………… 48
Case**4** ▶ 電気刺激 **腹筋群** ………………………………… 50

column

困難例に対する物理療法の可能性 ……………………………… 52

生野　公貴（西大和リハビリテーション病院）

3 麻痺

Case**1** ▶ 電気刺激 **手関節背屈** …………………………… 56
　　　　　CaseReport 右片麻痺（脳梗塞） ……………… 58
Case**2** ▶ 電気刺激 **足関節背屈（下垂足）** ……………… 60
　　　　　CaseReport 下垂足（脊髄小脳変性症） ……… 62

column
通販の物理療法機器で筋力強化やダイエットは可能か？ ……… 64
原　毅（国際医療福祉大学 保健医療学部 理学療法学科）

4 痙縮

Case 1 ▶ 電気刺激　**手関節屈筋群** …………………………… 68
　　CaseReport　右片麻痺（被殻出血） ……………………… 70
Case 2 ▶ 電気刺激　**足関節底屈筋群** ………………………… 72
　　CaseReport　右片麻痺（被殻出血） ……………………… 74

column
脳卒中患者に対する物理療法の挑戦　〜最新情報〜 …………… 76
中山　恭秀（東京慈恵会医科大学附属病院）

5 関節の可動域制限

Case 1 ▶ 超音波　**足関節** …………………………………… 80
　　CaseReport　パーキンソン病 …………………………… 82
Case 2 ▶ 電気刺激　**肩関節** ………………………………… 84
　　CaseReport　左上腕骨骨頭骨折 ………………………… 86

column
関節可動域制限の機序と物理療法の効果 ………………………… 88
中野　治郎（長崎大学生命医科学域（保健学系））

6 その他の症状

Case1 ▶ 電気刺激 肩関節の亜脱臼 ……………………… 92
Case2 ▶ 電気・超音波 浮腫 ………………………………… 94
　　　　CaseReport 廃用症候群（肺炎）………………… 96
　　　　CaseReport 糖尿病 ………………………………… 98

column
尿失禁に対する物理療法の可能性 ……………………………… 100
田舎中 真由美（インターリハ株式会社 フィジオセンター）

7 資料

電気刺激療法の基本 ……………………………………………… 104
超音波療法の基本 ………………………………………………… 108
禁忌・注意事項 …………………………………………………… 110

column
物理療法の魅力　〜私が始めたきっかけ〜 …………………… 114
庄本　康治（畿央大学 健康科学部 理学療法学科）

参考資料 …………………………………………………………… 116
著者プロフィール ………………………………………………… 117

● 協 力 ●

ケースレポート作成

阿部　勉	リハビリ推進センター株式会社		理学療法士
江口　俊秀	ケアセンターけやき訪問看護ステーション		理学療法士
甲斐　紀章	株式会社チュウマンエンタプライズ デイサービスそう・けん・び		理学療法士
黒山　竜輔	訪問看護ステーション ルピナス		理学療法士
庄本　康治	畿央大学 健康科学部 理学療法学科		理学療法士
増井　僚子	訪問看護ステーション ゴルディロックス		作業療法士
村上　知子	訪問看護ステーション ゴルディロックス		理学療法士
元住　考志	訪問看護ステーション ゴルディロックス		理学療法士
森山　隆	リハビリ推進センター株式会社		理学療法士

スペシャルサポーター

田中　智子	あけぼの診療所		院長補佐
間瀬優里奈	伊藤超短波株式会社 マーケティング・技術研究本部　学術部		

さっちゃんイラスト デザイン

念佛　明要	デザイン事務所アオネノ

1 痛み

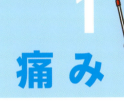

電気刺激療法　痛み

CASE 1 頸部痛（慢性期）

目的 ▶ **痛みの軽減**

姿勢 座位

設定

モード	TENS
周波数	スイープモード：40-80Hz
パルス幅	100μs（相幅：50μs）
強度	電気刺激を感じるレベル 筋収縮は発生させない
治療時間	10分から開始

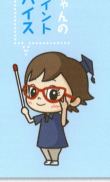

さっちゃんのワンポイントアドバイス

- 座位での治療が難しい場合は患部を上にして側臥位で楽な姿勢で実施する。
- 上肢への放散痛がある場合は、原因の神経根と放散痛の末端付近に電極を配置する。
- 原因が不明な頸部痛に対しては治療しない。

電極配置 疼痛部位を囲んで配置

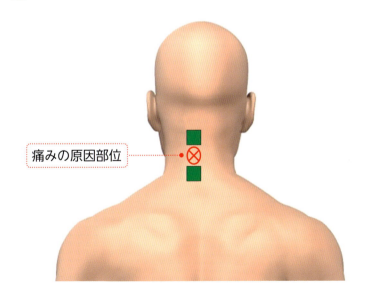

痛みの原因部位

超音波療法 痛み

CASE 2 肩関節痛（慢性期）

目的 ▶ **痛みの軽減**

姿勢 座位

設定

周波数	1MHz
Duty	100%
強度	1.0W/cm²
治療時間	5分
超音波導子の移動	導子の2倍の面積を超えない範囲で動かす

- 導子は円を描くようにゆっくりと動かし、痛みを発生させないように気を付ける。
- 痛みが出現した場合は強度を下げる。

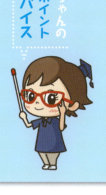

さっちゃんのワンポイントアドバイス

治療部位　四角腔、三角筋、関節包前面の疼痛部位

四角腔
肩甲下筋・小円筋、大円筋、三頭筋、上腕骨外科頸に囲まれた領域

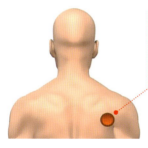

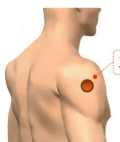

三角筋

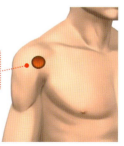

関節包の前面

痛み　Case Report

超音波療法
オススメ度

左肩関節周囲炎

基礎情報

主訴	肩を挙げると痛い
年齢性別	70歳代、男性
罹患期間	1年
ADLレベル	左肩関節の挙上や伸展で、肩甲上腕関節の前面と外側に痛みが生じるため、上衣の更衣は介助。 屋内の起居・移動動作は呼吸苦はあるが自立。 COPDで在宅酸素療法（3ℓ／分）を実施。

物理療法

設定	●周波数：1MHz ●Duty：50% ●強度：1.0W/cm² （1回目）→1.3W/cm² （5回目） ●治療時間：3分間
姿勢	座位
治療部位	関節面の前面、三角筋

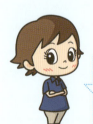

超音波療法を実施中に、肩関節の可動域訓練を実施すると、より可動域が拡大するかもしれません。

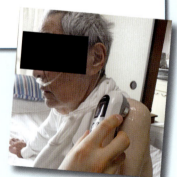

治療中の様子

結 果

- 治療前後で左肩関節の自動屈曲可動域は50°から75°に拡大した。
- 超音波療法を5回実施後に疼痛は消失した。2ヶ月経過後も、左肩関節痛の再発はない。
- 左肩関節痛と呼吸苦により、苦痛表情を浮かべていたが、疼痛軽減に伴い苦痛表情が緩和して活動意欲に向上がみられ、離床時間が延長した。

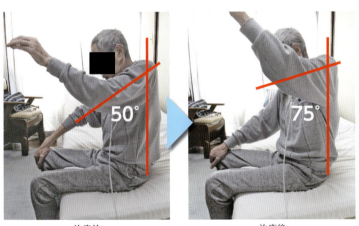

治療前　　　　　　　　　治療後

担当セラピストの感想

- 週1回60分の訪問リハビリの中、呼吸リハビリに時間をかける必要があったため、短時間かつ短期間で鎮痛できた超音波療法は効率の良い手段となった。
- 徒手療法や運動療法では十分な鎮痛が得られなかったため、超音波療法の効果を感じた。

現場からのアドバイス

軽度の炎症所見がみられたためDutyを50％とし、出力は初め1.0W/cm^{2}から開始し、治療後の反応を確認しながら徐々に上げていった。

CASE 3 腰痛（慢性期）

目的 ▶ 痛みの軽減

姿勢 座位

設定

モード	TENS
周波数	CH1スイープモード：120-200Hz CH2バーストモード：5Hz
パルス幅	100μs（相幅：50μs）
強度	電気刺激を感じるレベル
治療時間	10分から開始

さっちゃんのワンポイントアドバイス

- 座位での治療が難しい場合は側臥位で実施する。
- CH1とCH2の電極は疼痛部位を囲むように配置する。
- 原因が不明な腰痛に対しては治療しない。

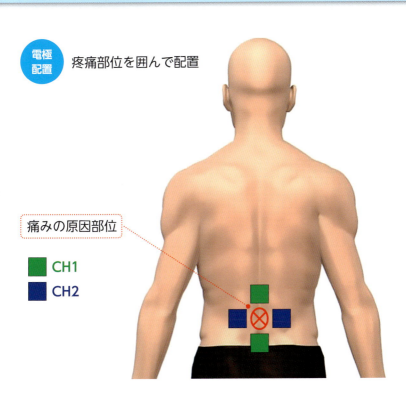

電極配置：疼痛部位を囲んで配置

痛みの原因部位

■ CH1
■ CH2

痛み Case Report

電気刺激療法
オススメ度 ★★★

腰椎椎間板ヘルニア

基礎情報

主　訴	腰〜左下肢痛のため歩行困難、しゃがみ込み困難
年齢性別	60歳代、男性
罹患期間	1ヵ月
画像所見	レントゲン：L4/5狭小化 MRI：L4/5左側凸のヘルニア

物理療法

設　定	●TENSモード ●周波数：1〜100Hz ●パルス幅：50μs ●強度：痛み・不快感のない範囲 ●治療時間：10分間
姿　勢	側臥位
電極配置	全6CH ●腰部疼痛部位に2CH ●臀部・大腿後面の坐骨神経に沿って各1CH ●総腓骨神経に沿って1CH ●下腿外側に1CH
治　療	臥位にて、腹式呼吸、腰部回旋ストレッチ、左腰部長軸ストレッチを実施した。

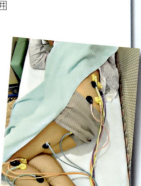

治療中の様子

結 果

疼痛軽減によりしゃがみ込みが可能となり、歩容・歩行スピードも改善した。

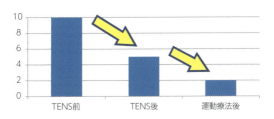

痛みの強さ（Numerical Rating Scale：NRS）

担当セラピストの感想

ボルタレンSR37.5mgによる鎮痛効果が十分でなかったが、TENSにより即時的な鎮痛効果が得られ、患者の安心感につながった。

現場からのアドバイス

- アルコール綿で清拭してから電極を貼ることで、電気抵抗が下がり、刺激による不快感を軽減できる。
- 疼痛が強い状態での運動療法ではリラクゼーション効果が得られにくいが、TENS後に運動療法を行うことで、より効果的であった。
- 特異的腰痛の患者であっても、TENSは有効な治療手段の一つとなる。

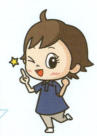

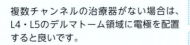

複数チャンネルの治療器がない場合は、L4・L5のデルマトーム領域に電極を配置すると良いです。

超音波療法　痛み

CASE 4

腰痛（慢性期）

目的 ▶ 痛みの軽減

姿勢　腹臥位または側臥位

設定

周波数	1MHz
Duty	100%
強度	1.0W/cm^2
治療時間	3分／片側
超音波導子の移動	導子の2倍の面積を超えない範囲で動かす

- 温度変化に注意し、熱さや痛みを感じない範囲で強度を調整する。
- 超音波で治療中あるいは、治療直後にストレッチ運動を加えると良い。

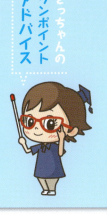

さっちゃんのワンポイントアドバイス

治療部位 痛みの出現している筋・筋膜上

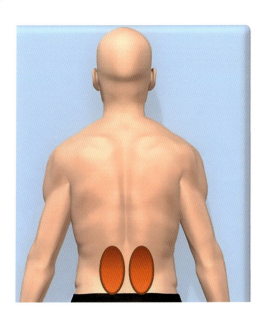

痛み **Case Report**

超音波療法
オススメ度 ★★★

腰部脊柱管狭窄症

基礎情報

主　訴	靴を履くときに腰が痛くて大変
年齢性別	80歳代、女性
罹患期間	約2年
ADLレベル	体幹の屈曲で腰痛が生じるため、屋内用シューズを履くときは介助。基本動作は自立。屋内移動はサークル型歩行器を使用。 排泄は夜間のみポータブルトイレを使用。

物理療法

設　定	●周波数：1MHz ●Duty：50% ●強度：1.5W/cm^2 ●治療時間：10分間
姿　勢	側臥位
治療部位	L3～L5レベルの多裂筋

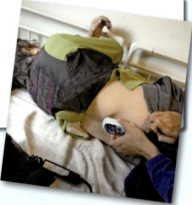

治療中の様子

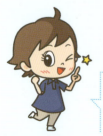

ハムストリングスの硬さも影響している場合は、ハムストリングスにストレッチをかけながら超音波療法を実施すると良いです。

結　果

- 腰痛が改善したことで起立動作が円滑となった。超音波療法と運動療法の併用を週1回実施したところ、1・2回目から鎮痛効果がみられ、3回目で疼痛が消失した。
- 指床間距離は、介入前-3cmから介入後±0cmに改善した。

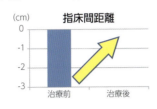

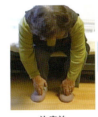 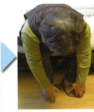

治療前　　　　治療後

本人の感想

立ち上がりやすくなった。

担当セラピストの感想

運動療法だけでは本人が満足する鎮痛効果を得ることが難しかったが、超音波療法と運動療法を併用することで、本人の負担も少なく短時間で、効率よく鎮痛できた。

現場からのアドバイス

- 座位より側臥位の方が腰部背筋群のリラクゼーション効果が得られやすい。また、超音波照射後に運動療法を行うと効果的である。
- 骨痛や熱感に注意しながら実施した。
- 超音波ゲルが洋服につかないように注意が必要である。

膝関節痛（慢性期）

目的 ▶ **痛みの軽減**

姿勢 座位

設定

モード	TENS
周波数	スイープモード：1-250Hz
パルス幅	100μs（相幅：50μs）
強度	痛みや不快感のない範囲でできるだけ強く
治療時間	30分

さっちゃんのワンポイントアドバイス

- 痛みの出現している領域と同等のデルマトームの領域に電極を配置する。
- 本治療の間、あるいは終了直後に運動療法を実施することを推奨する。
- パルス幅を上げる場合は200μs（相幅100μs）まで。

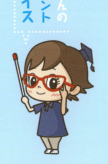

 電極配置 膝関節の内側の痛みに対してはデルマトームL3とL4に沿って配置

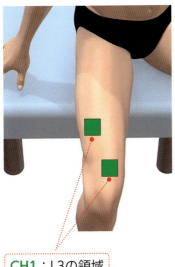

CH1：L3の領域

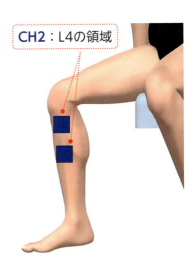

CH2：L4の領域

痛み Case Report

電気刺激療法
オススメ度 ★★☆

関節リウマチ

基礎情報

主　訴	右膝と左腕（前腕）が痛い。 右膝が痛くて、立ち上がる時に力を入れにくい。
年齢性別	60歳代、女性
罹患期間	17年
ADLレベル	歩行器を用いた歩行見守りレベル。 左下肢に短下肢装具（SHB）装着。

物理療法

設　定	●TENSモード（スイープ） ●周波数：1〜250Hz ●パルス幅：100μs ●強度：40mA（不快感のない範囲で強い強度） ●治療時間：15分間
姿　勢	背臥位
電極配置	2CHで、L3とL4のデルマトーム領域にそれぞれ50×50mmの電極を貼付

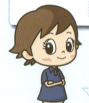

治療中に刺激に慣れてきたら、強度を不快感のない範囲で上げると良いです。

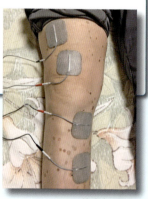

治療中の様子

結 果

- 立ち上がりやすさ（VAS）は、53/100から91/100mmへ改善。疼痛（NRS）は、2/10から1/10に若干軽減。
- 生活面では、疼痛により自主トレーニングを含めた活動量が減少していたが、疼痛軽減に伴い活動量が増大した。

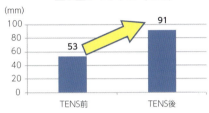

立ち上がりやすさ（VAS）

本人の感想

（立ち上がりの時に）右膝に力が入りやすくなった。
腕の負担が少なくなった。

担当セラピストの感想

運動療法や徒手療法では十分な鎮痛が得られなかったが、TENSは短時間で鎮痛効果が得られた。また、本人から「膝が軽くなるので（TENSを）またしてほしい」との希望があり、この症例への効果の大きさを感じた。

現場からのアドバイス

- 痛みを避けるために右膝に荷重をかけていなかったが、TENSで疼痛が軽減した結果、右下肢に荷重しやすくなり、立ち上がりやすさの改善につながったと考える。
- 左上下肢の麻痺、体幹のアライメント不良、腰痛もあり、右膝痛のケア以外へのアプローチも必要なため、TENSによる右膝痛のケアが短時間で行えたので効率的なアプローチとなった。

痛み Case Report

電気刺激療法

オススメ度 ★★☆

変形性膝関節症

基礎情報

主 訴	外を歩けるようになりたい。 できれば膝の痛みのない生活を送りたい。
年齢性別	70歳代、女性
罹患期間	約3年
ADLレベル	基本動作は自立。 屋内移動は独歩・伝い歩き。 屋外移動は自転車を押している。

物理療法

設 定	● TENSモード（スイープ） ● 周波数：1 〜 250Hz ● パルス幅：100μs ● 強度：28 〜 39mA 　（痛みや不快感のない範囲でできるだけ強く） ● 治療時間：30分間
姿 勢	仰臥位、腹臥位
電極配置	2CHでL3とL4のデルマトーム領域にそれぞれ50×50mmの電極を貼付
治 療	通電しながら、大腿部・下腿部のマッサージと大殿筋・ハムストリングス・大腿四頭筋の筋力強化をした。

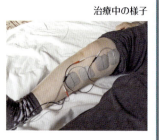

治療中の様子

結 果

- 膝関節痛のNRSは6/10から4/10となり、痛みは軽減した。
- 右下肢の荷重応答期から立脚中期にかけて、治療前よりも、体幹前傾が軽減し、右膝の伸展位を保てるようになった。

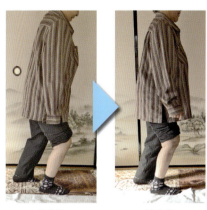

治療前　　　　　治療後

本人の感想

痛みが減って歩くのが楽になった。

担当セラピストの感想

運動療法などに電気刺激療法を合わせて使用したところ、利用者に好印象で痛みも減った。今後も続けて経過を追いたい。

現場からのアドバイス

電気を流しながら運動療法をする時は、電極やコードが外れないように注意する。とくに電極が剥がれそうになると、電流の密度が高まり、痛みを引き起こすことがある。

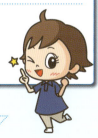

電気刺激療法を実施しながら運動を行う場合は、コードをズボンなどの服の上から出して、治療器をズボンのポケットに入れるなど工夫をすると良いです。

超音波療法 痛み

CASE 6 膝関節の拘縮と痛み（慢性期）

目的 ▶ 痛みの軽減、関節可動域の改善

姿勢 座位

設定

周波数	1MHz
Duty	50%
強度	1.0W/cm²
治療時間	6分
超音波導子の移動	ⓐ〜ⓓの4か所を30秒ずつ治療し、3セットくり返す

さっちゃんのワンポイントアドバイス

- 導子で小さな円を描くように、4つのポイント上を30秒ずつ、3セット治療。
- 痛みや熱さの発生時は強度を下げる。
- 1ヶ所最大1分まで治療可。全体で最大12分。
- ROM運動も同時に実施すると良い。

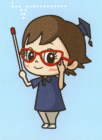

治療部位

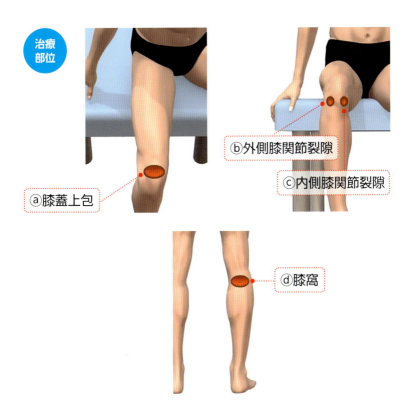

ⓐ膝蓋上包
ⓑ外側膝関節裂隙
ⓒ内側膝関節裂隙
ⓓ膝窩

痛み Case Report

超音波療法
オススメ度
★★☆

両側変形性膝関節症

基礎情報

主　訴	足の力が弱い気がする。1年前から腰・膝が痛い。椅子から立つのが大変。
年齢性別	90歳代、女性
罹患期間	6年
ADLレベル	両膝に荷重時痛や膝折れがみられ、外出困難。屋内移動はT字杖と伝い歩きで自立。

物理療法

設　定	●周波数：1MHz ●Duty：100% ●強度：1.0W/cm² （1回目） →1.2W/cm² （4回目） ●治療時間：3分間
姿　勢	座位
治療部位	膝蓋骨下部中央から内側

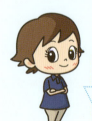

膝関節周囲に熱感がある場合は、Dutyを50％以下にし、強度も1.0W/cm²未満に設定して、温熱作用を抑えた方が良いです。

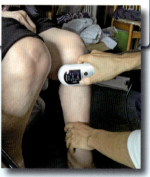

治療中の様子

結 果

- 1～3回目はVASに変化はなかったが、4回目にVASは治療前37mmから治療後21mmに改善し、わずかだが鎮痛効果が得られた。一時的に荷重時痛が軽減したことで、外出意欲の向上がみられた。
- 疼痛の影響で上肢や肩甲帯周囲の筋緊張が亢進していたが、超音波療法実施後は比較的リラックスした状態で立位・歩行ができた。

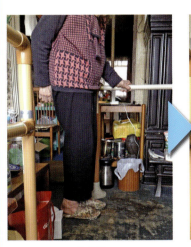
治療前

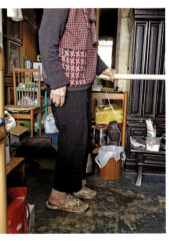
治療後

担当セラピストの感想

疼痛が強いと徒手療法や運動療法が難しいが、超音波療法によってわずかでも鎮痛が得られると、その後のアプローチも行いやすく、在宅での動作練習にもつなげやすいと感じた。

現場からのアドバイス

変形性膝関節症の場合には、採血検査によるCRP値や熱感などの炎症所見を確認し、Dutyの調整を行うことが望ましいと考える。

痛み　Case Report

超音波療法

膝関節の拘縮
（顔面肩甲上腕型筋ジストロフィー）

オススメ度
★★☆

基礎情報

主　訴	左膝の拘縮予防のストレッチを希望。移乗が心配。
年齢性別	50歳代、男性
罹患期間	学童期から
ADLレベル	座位保持は見守り〜軽介助。移乗は全介助。 移動は電動車椅子。 更衣や入浴などは重度介助。 排泄は基本的にオムツを使用。

物理療法

設　定	●周波数：1MHz ●Duty：100% ●強度：1.0W/cm² （1回目）→1.2W/cm² （4回目） ●治療時間：3分間
姿　勢	背臥位
治療部位	半腱様筋、半膜様筋 筋腱移行部を中心に その周囲の軟部組織

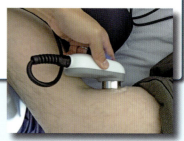

治療中の様子

結 果

- 治療前後で、左膝関節の伸展可動域に変化はなかった。しかし、治療前に認められていた左半腱様筋の筋緊張亢進に伴う圧痛は軽減した。
- 圧痛のNRSは、6/10から5/10に変化した。

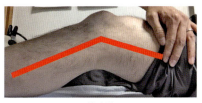

治療前

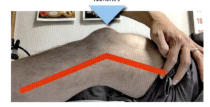

治療後

担当セラピストの感想

利用者の負担も少ない状況で治療を行うことが可能であり、徒手療法や運動療法に比べて、短時間で筋圧痛の軽減を図ることができた。

現場からのアドバイス

- 強度は、治療中や前回実施後に痛みなどがあったかを確認しながら、徐々に上げる。
- 筋緊張亢進に伴う圧痛の軽減がみられたが、拘縮の改善には至っていない。今回は、週1回1ヶ月間のアプローチであったため、拘縮の改善には治療回数・頻度の調整の検討が必要であると考えられる。

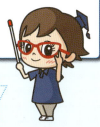

膝関節を伸展位でストレッチしながら超音波を半腱様筋へ照射したほうが、可動域の即時的な改善が得られたかもしれません。

Column

在宅リハビリテーションにおける物理療法の可能性

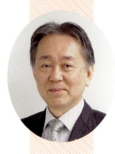

半田　一登

公益社団法人 日本理学療法士協会

痛みは人間にとって手強い敵である

　今から何年前の話になるのだろうか、私が勤務していた病院のマイクロウエーブが故障し、修理をお願いしたことがあります。その様子を見ていた私は仰天しました。なんと後ろのふたを開けると、マイクロウエーブ本体の中には小さな機械があるだけで、ほとんどが空洞だったのです。その後、なぜ小さなものを敢えて大きくカモフラージュしているのかが気になり調べたところ、病院や治療室の大きさとの相関で、わざと治療器を大作りにしていることが分かりました。大掛かりな治療器にすることによって、患者からの「信頼感」が得られ「効果」が高まることが期待できるのだそうです。

　在宅患者や利用者の方々の多くは高齢であり、どこかに痛みや不快感を抱えていることが多く、その痛みや不快感が身体の活動性を低下させていることが少なくないと思います。そしてその痛みや不快感は、本質的に人間の意欲低下の引き金になりやすいのです。理学療法士は身分法において疼痛にアプローチできる稀有な医療職です。我々はその自覚をしっかり持つ必要があります。長く臨床で理学療法

を提供してきた私も、最近は腰痛に加え左右の手指の屈筋腱の痛みに苛まれています。たったこれだけでペットボトルの蓋が開けられない、キーボードが打ちづらい、顔が洗いづらい等々の生活障害を抱えています。

　在宅での物理療法を考えるにあたって、いくつかの点について考慮する必要性があります。家のサイズに合った小型の治療器を開発すること、100V対応の治療器であること、操作が簡便であること、リスクがないこと（理学療法士が関係する事故について、意外に物理療法によるものが多い）、安価であること等が考えられます。私は数年前に本会の賛助会員に小型の吸引機の開発をお願いしました。この開発のコンセプトは訪問理学療法士が常に携帯できるものを作るということでした。約３年の開発期間がかかりましたが、十分に満足のいくものができ上がりました。

　近年物理療法がリハビリテーション料から外れたことによって、病院理学療法士の物理療法に対する関心が大きく低下してしまいました。しかし、繰り返しになりますが、理学療法士は疼痛に係れる稀有な職種であり、痛みや不快感によって苦しんでいる方々が非常に沢山おられることを考えなければなりません。特に在宅という環境設定になれば、痛みや不快感に対する理学療法士の責任はより重大であると思います。

はんだ　かずと●公益社団法人 日本理学療法士協会　会長
2007年より日本理学療法士協会会長（2012年より公益社団法人）。
チーム医療推進協議会 代表、一般財団法人訪問リハビリテーション振興財団 理事長、日本健康会議 実行委員など。

2 筋力低下

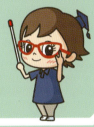

電気刺激療法 筋力低下

CASE 1 大腿四頭筋

目的 ▶ **筋力強化**

姿勢　座位または臥位
臥位で実施する場合は、仰臥位で膝関節は軽度屈曲位。

設定

モード	EMS
周波数	50Hz
パルス幅	200μs（相幅：100μs）
オン時間	6.0秒（ランプアップ時間：1.0秒 　　　　ホールド時間　　　：4.0秒 　　　　ランプダウン時間：1.0秒）
オフ時間	12.0秒
強度	痛みや不快感のない範囲でできるだけ強く
治療時間	20分から開始

さっちゃんのワンポイントアドバイス

- 電気刺激が出力されるタイミングでクアドセッティング運動や立ち上がり運動を実施。
- 慣れてきたら、強度をどんどん上げていく。
- 周波数を上げる（80Hzまで）、オフ時間を短くする（オン時間と同じ6秒まで）、などの変更によって、より積極的な運動が可能となる。

電気刺激療法 43 筋力低下

電極配置 大腿四頭筋

CH1：大腿神経・大腿直筋
（50×90mmの電極）

CH2：内側広筋・外側広筋
（50×50mmの電極か、場所に余裕があれば50×90mmの電極）

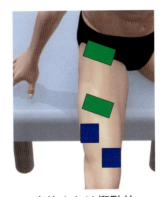

座位または仰臥位

治療例
電気刺激中に立ち上がり運動

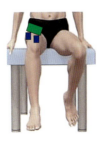 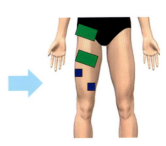

筋力低下 Case Report

電気刺激療法
オススメ度 ★★★

両側変形性膝関節症

基礎情報

主 訴	痛みなく動けるようになりたい。旅行に行きたい。
年齢性別	90歳代、女性
罹患期間	約8年
ADLレベル	屋内シルバーカー、独歩不可

物理療法

設 定	● EMSモード ● 周波数：80Hz ● パルス幅：300μs ● オン10秒（ランプアップ・ランプダウン各2秒）・オフ30秒 ● 強度：筋収縮が起こるレベルで耐えうる最大強度まで漸増していく。 ● 治療時間：30分間。1日2回、週7回を8週間実施。
姿 勢	座位
電極配置	大腿神経（スカルパ三角）、大腿直筋、内側広筋、外側広筋に50×90mmの電極を4枚貼付。

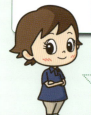

パラメータを一度設定すると、変更しないケースも多いですが、刺激に慣れてきたら電流強度を上げるなど漸増的な変化がより効果を出すことに繋がります。

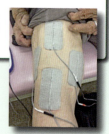

治療中の様子

結 果

- 10m最大歩行速度は、0.68m/秒から0.77m/秒へ改善。
- TUGは20.2秒から17.4秒へ改善。
- 右膝の痛みは消失し、左膝は安静時痛がVASで19mmから0mmへ、歩行時痛が77mmから46mmへと改善した。

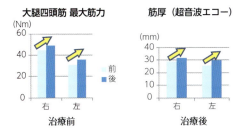

本人の感想

立ち上がりやすくなった。立ち上がり時の膝の音がしなくなった。痛みがましになった。

担当セラピストの感想

立位が安定した。

現場からのアドバイス

- 初回時のモーターポイント（以下、MP）の探索が重要。
- 患者側から見た電極配置部位の写真を撮影し、印刷して患者に渡すと正しい電極配置部位がわかりやすい。
- 頸部の可動域に問題や、手指の筋力低下などがある症例では、患者自身で電極を貼りつけにくい場合がある。
- 定期的に筋力、歩行などの評価を実施して、効果を提示することで継続につながる。
- 最初に期限（例えば8週間実施）を提示することも重要。
- NMESで筋疲労が起こるので、就寝前に実施すると良い。
- 重錘などによる負荷を加えた方が良い。

電気刺激療法 筋力低下

CASE 2 殿筋群

目的 ▶ **筋力強化**

姿勢
座位または臥位
臥位で実施する場合は、側臥位で膝関節は軽度屈曲位。

設定

モード	EMS
周波数	50Hz
パルス幅	200μs（相幅：100μs）
オン時間	6.0秒（ランプアップ時間：1.0秒 　　　ホールド時間　　：4.0秒 　　　ランプダウン時間：1.0秒）
オフ時間	12.0秒
強度	痛みや不快感のない範囲でできるだけ強く
治療時間	20分から開始

> **さっちゃんのワンポイントアドバイス**
>
> - 電気刺激が出力されるタイミングでクアドセッティング運動や立ち上がり運動を実施。
> - 慣れてきたら、強度をどんどん上げていく。
> - 周波数を上げる（80Hzまで）、オフ時間を短くする（オン時間と同じ6秒まで）、などの変更によって、より積極的な運動が可能となる。

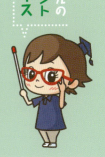

電極配置

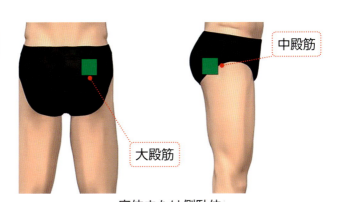

中殿筋 / 大殿筋

座位または側臥位

治療例

電気刺激中に立ち上がり運動

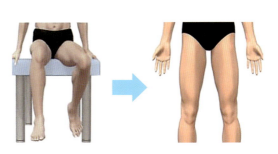

電気刺激療法 筋力低下

CASE 3 下腿三頭筋

目的 ▶ **筋力強化**

姿勢 座位または仰臥位

設定

モード	EMS
周波数	50Hz
パルス幅	200μs（相幅：100μs）
オン時間	6.0秒（ランプアップ時間：1.5秒 　　　ホールド時間　　：3.0秒 　　　ランプダウン時間：1.5秒）
オフ時間	9.0秒
強度	痛みや不快感のない範囲でできるだけ強く
治療時間	20分から開始

さっちゃんのワンポイントアドバイス

- 足底は、床あるいはベッドの端や壁に全面接地させる。
- 電気刺激が出力されるタイミングで、セラピストによる足関節の抵抗運動を実施。
- 慣れてきたら、強度をどんどん上げ、オフ時間を短くする（9秒→6秒→3秒）、などの変更によってより積極的な運動が可能となる。

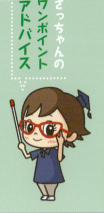

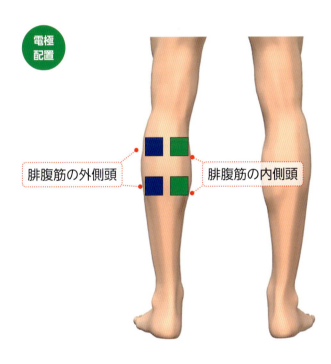

電極配置

腓腹筋の外側頭　腓腹筋の内側頭

筋力低下

CASE 4 腹筋群

目的 ▶ **筋力強化**

姿勢 座位または仰臥位

設定

モード	EMS
周波数	100Hz
パルス幅	100μs(相幅:50μs)
オン時間	5.0秒(ランプアップ時間:1.0秒 　　　ホールド時間　　　:3.0秒 　　　ランプダウン時間:1.0秒)
オフ時間	9.0秒
強度	筋収縮以上で耐えられる程度に留める
治療時間	20分から開始

- 電気刺激中に腹式呼吸で、息を吐きながらお腹とお尻を締めるように力を入れる。
- 痛みや無理のない範囲で実施する。

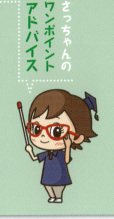

さっちゃんのワンポイントアドバイス

 電極配置 両側の内・外腹斜筋

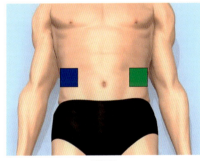

正面

CH1 左内・外腹斜筋
CH2 右内・外腹斜筋

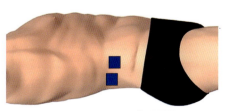

側面から見た電極配置

困難例に対する物理療法の可能性

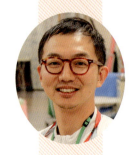

生野　公貴

西大和リハビリテーション病院

> 物理療法は運動療法の代替手段としても有用なツールの一つである

　在宅リハビリテーションにおいては、介護が必要となった原疾患の影響のみならず、高齢や複数の合併症による医学的な制約、精神・心理的な制約、はたまた自宅環境や介護力不足などによる環境的な制約によって積極的な運動療法が困難となる症例を度々経験します。しかし、物理的刺激による生体反応をうまく生かせば、安全かつ効果的に運動療法と同等、あるいはそれ以上の効果を出すことができます。中でも神経筋電気刺激は筋力増強や筋萎縮の予防として困難例には最も有用なアプローチの一つでしょう。

　神経筋電気刺激とは、体表からの電気刺激によって末梢の運動神経を脱分極させ、結果生じる筋収縮によって筋力増強や運動制御、浮腫の改善などを図る物理療法です。神経筋電気刺激の最大の特徴は、随意努力なしに筋収縮を惹起できるため、重度の心不全や慢性閉塞性肺疾患があったとしても心負荷や労作時疲労が少なく安全に筋力増強練習が可能となることです。現にここ10年で心不全や慢性閉塞性肺疾患、腎不全など重度の内部障害を抱えた症例に

対する神経筋電気刺激が筋力増強に有効であったとする報告が数多くなされています。

　神経筋電気刺激の更なるメリットは、使用方法さえ習得できれば自主トレーニングとして実施できる点にあります。運動負荷がかかるホームエクササイズは、その継続性がたびたび問題となりますが、電気刺激による筋収縮であれば労作が少ないため比較的容易に継続することができます。しかしながら、一般的な低周波治療器を肩こりにあてがうごとく、スイッチを入れて強度だけ上げれば良いというわけではありません。様々な疾患や病態を抱えた症例にこそ、その使用には注意が必要です。萎縮した筋、神経筋変性が生じた筋はパルス持続時間を長くした刺激を用いないと筋収縮が出せません。一方で、パルス持続時間を長くすると痛覚線維も刺激するため痛みが生じやすくなり、受け入れが悪くなります。筋力増強は適切な負荷量を与えないと効果も乏しくなるため、症例の反応を見ながら、適切なパラメータの調整ができてこそ初めて効果を出せるのです。そのためには物理療法に関する知識だけでなく、神経生理学、電気生理学に関する基礎知識が欠かせないため、成書を読みながら深く理解することをお勧めします。

いくの　こうき●医療法人 友紘会 西大和リハビリテーション病院 リハビリテーション部　技師長

2004年 行岡リハビリテーション専門学校を卒業後、医療法人 友紘会 西大和リハビリテーション病院リハビリテーション部に入職。2006年、放送大学 教養学部 卒業。2009年、畿央大学大学院 健康科学研究科 修士課程を修了し、2012年に同 博士課程修了（健康科学博士）。2013年、畿央大学大学院 健康科学研究科　客員研究員。

【著　書】
最新物理療法の臨床適応（庄本康治 編・生野公貴 他、文光堂、2012）
ニューロリハと理学療法（大畑光司 編・生野公貴 他、文光堂、2016）　ほか多数。

3 麻痺

電気刺激療法 麻痺

CASE 1 手関節背屈

目的 ▶ 麻痺手の機能向上

姿勢 座位

設定

モード	EMS
周波数	50Hz
パルス幅	100μs（相幅：50μs）
オン時間	3.2秒（患者ごとに調整） （ランプアップ時間：0.2秒 　ホールド時間　　：3.0秒 　ランプダウン時間：0秒）
オフ時間	6.0秒
強度	筋収縮が確認できる程度
治療時間	20分

さっちゃんのワンポイントアドバイス

- リーチングや把持動作などの随意運動と電気刺激による筋収縮運動を併用する。
- 電極を総指伸筋の上に配置することで、手指の伸展をより出すこともできる。

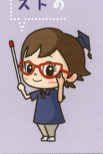

電極配置

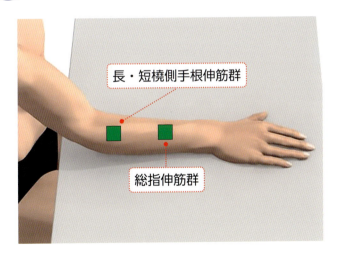

- 長・短橈側手根伸筋群
- 総指伸筋群

麻痺　Case Report

電気刺激療法
オススメ度
★★★

右片麻痺（脳梗塞）

基礎情報

主　訴	手の指が開かないので、更衣動作（ボタンをつまむ、チャックを上げる）に時間を要し、一部介助レベル。
年齢性別	70歳代、男性
罹患期間	約15年
ADLレベル	屋外歩行は独歩自立。 公共交通機関を利用して一人で外出可能。

物理療法

設　定	●EMSモード ●周波数：30Hz ●パルス幅：250μs ●オン10秒（ランプアップ・ランプダウン各3秒、ホールド4秒）・オフ3秒 ●強度：筋収縮が確認できる程度として18mAから開始し、20mAまで徐々に上げていった。 ●治療時間：10分間
姿　勢	仰臥位
電極配置	手関節の背屈筋群と総指伸筋に50×50mmの電極を貼付。

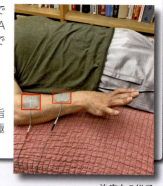

治療中の様子

結 果

手関節背屈筋群の随意的な筋収縮による背屈角度の増大が見られた。

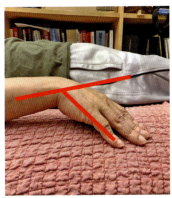
治療前

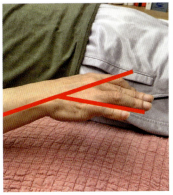
治療後

現場からのアドバイス

強度は不快感のない範囲で筋収縮が起こるレベルに設定した。収縮時は本人にも視覚でフィードバックして動作を確認した。

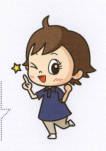

随意的な運動が出現してきたら、抵抗を加えたり、強度を下げたりして、本人の随意的な筋収縮による運動を促す工夫を加えるとより良いです。

電気刺激療法 麻痺

CASE 2 足関節背屈(下垂足)

目的 ▶ **下垂足の改善**

姿勢 座位または立位

設定

モード	EMS
周波数	50Hz
パルス幅	100μs(相幅:50μs)
オン時間	2.2秒(患者ごとに調整) (ランプアップ時間:0.2秒 ホールド時間　　:2.0秒 ランプダウン時間:0秒)
オフ時間	4.0秒
強度	筋収縮が確認できる程度
治療時間	20分

さっちゃんのワンポイントアドバイス

- 随意的な足関節背屈運動と電気刺激による筋収縮運動を併用する。
- 可能であれば立位でも実施。

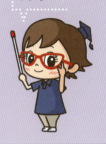

電極配置

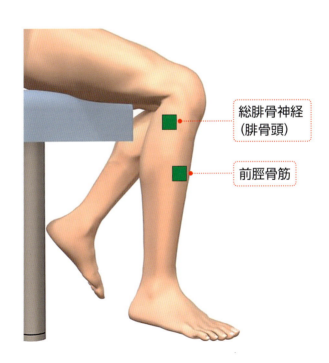

- 総腓骨神経（腓骨頭）
- 前脛骨筋

麻痺 Case Report

電気刺激療法
オススメ度
★★☆

下垂足（脊髄小脳変性症）

基礎情報

主訴	爪先が上がらなくて床を擦ったり、絨毯によく引っ掛かる。
年齢性別	50歳代、男性
罹患期間	約7年
ADLレベル	基本動作は自立。 屋内移動は伝い歩き。 屋外移動は車椅子移動。

物理療法

設定	●EMSモード ●周波数：50Hz ●パルス幅：100μs ●オン6秒（ランプアップ・ランプダウン各1秒、ホールド4秒）・オフ4秒 ●強度：38mA（筋収縮が確認できる程度） ●治療時間：15分間
姿勢	座位、仰臥位
電極配置	足関節・足趾の背屈筋群に50×50mmの電極を貼付。
治療	電気刺激に合わせて、足関節の背屈運動を実施した。

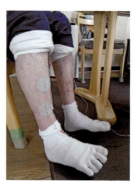
治療中の様子

結 果

- 足関節・足趾の自動背屈可動域は拡大した。
- 歩行では、元々あったハムストリングスや下腿三頭筋の伸長感が軽減した。

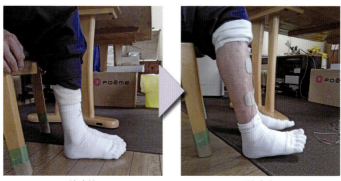

治療前 → 治療後（電気刺激なし）

本人の感想
爪先が上がりやすくなった。

担当セラピストの感想
筋力低下が進行しており、3回程度しか背屈運動ができないため、電気刺激をしても効果がないと思っていたが、背屈可動域や歩行に変化があったので、次回も使ってみたいと思った。

現場からのアドバイス
利用者が初めて電気刺激を受ける場合、電気刺激に気が集中して、すぐに痛がり、適切な強度まで上げられないことがある。強度を上げるコツとしては、会話をして気をそらしながら行うとよい。

電気刺激が苦手な方に対しては、時間をかけて少しずつ強度を上げていくと良いです。またパルス幅を下げることで不快感が減少することもあります。

Column

通販の物理療法機器で筋力強化やダイエットは可能か？

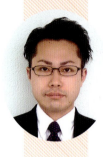

原　毅

国際医療福祉大学 保健医療学部 理学療法学科

市販品でも筋力強化やダイエット効果が期待できる

　医療機関で使用されている物理療法機器と市販されている家庭用製品は、企業によって性能に差をつけている場合もありますが、医薬品医療機器総合機構に医療機器として登録されているか否かが大きな違いです。すなわち、家庭用製品でも、医療機器の性能に近い機器を使用すれば、医療機関に設置されている物理療法機器と同様の効果を望める可能性があります。

　現在までにヒトの身体機能に対する物理療法機器の効果を検証した報告は、国内外で数多く認められます。とくに筋力強化を目的とした場合では、電流により神経の興奮を引き起こされる電気物理学的作用を治療に応用した電気刺激療法の効果検証がほとんどです。神経筋が正常と判断される対象者（末梢および中枢神経麻痺に該当しない整形外科疾患など）では、対象筋を様々な治療電流で刺激でき、低周波から高周波まで幅広い周波数の電気刺激療法を用いて検証されています。また、一般的に電気刺激で対象筋を強化するには、より高周波の電気刺激を用いて高い張力を発生させることが望ましいと考え

られています。

　次に、ダイエット効果など身体組成変化を目的とした場合にも、電気刺激療法は、その効果が検証されています。電気刺激療法後には、治療対象とした骨格筋の肥大や除脂肪量の増加する一方、脂肪量の減少が報告されていません。これは、電気物理学的作用による神経興奮の影響を受けやすい骨格筋に関連する指標のみ変化したと考えます。したがって、骨格筋量を増やすには電気刺激療法が有効ですが、脂肪量を減らすには食事療法や患者教育など他の要因を考慮すべきでしょう。

　前述した筋力強化・身体組成変化を目的とした電気刺激療法は、対象者のキャラクターに合わせた運動療法などと併用していることが多く、あくまで対象者に提供するリハビリテーションプログラムの一要素として有用な治療法であると理解すべきでしょう。例えば、内部疾患により高強度な運動に耐えることができない対象者である場合、電気刺激療法は受動的な運動であるため有益であり、汎用性が高い可能性があります。

　以上のことより、市販されている物理療法機器をリハビリテーションプログラムの一要素として使用しても、医療機器の性能に近い機器を使用すれば筋力強化やダイエット効果が望める可能性があります。

はら　つよし ● 国際医療福祉大学 保健医療学部 理学療法学科　講師

国際医療福祉大学三田病院など首都圏の医療機関で11年間臨床現場を経験した後、2017年4月より現所属へ赴任。

【著　書】
急性期病院リハビリテーションマニュアル（新興医学出版社、2017）
生活期リハ・訪問リハで役立つフィジカルアセスメントリスク管理ハンドブック（株式会社gene、2014）
などを執筆。

4 痙縮

電気刺激療法 痙縮

CASE 1 手関節屈筋群

目的 ▶ **痙縮の抑制**

姿勢 座位

設定

モード	EMS
周波数	100Hz
パルス幅	100μs（相幅：50μs）
オン時間	5.0秒（ランプアップ時間：1.5秒 　　　ホールド時間　　：2.0秒 　　　ランプダウン時間：1.5秒）
オフ時間	1.0秒
強度	筋収縮が確認できる程度
治療時間	30分

- 拮抗筋の筋収縮により、相反抑制による主動作筋の筋緊張緩和を狙う。
- 電気刺激中に随意的な手関節の背屈運動を併用すると良い。
- 手関節の屈筋群の筋緊張が亢進してきた時に実施すると、筋緊張を軽減できる。

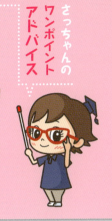

さっちゃんのワンポイントアドバイス

電極配置

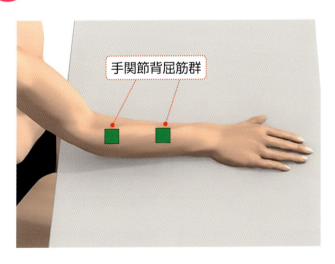

手関節背屈筋群

| 痙縮 | Case Report |

右片麻痺（被殻出血）

電気刺激療法
オススメ度 ★★★☆☆

基礎情報

主 訴	右手を使い、せめて物を押さえられるようになりたい。
年齢性別	60歳代、男性
罹患期間	約3年
ADLレベル	屋内は車椅子移動。杖歩行は見守り。

物理療法

設 定	●EMSモード ●周波数：50Hz ●パルス幅：100μs ●オン5.8秒（ランプアップ・ランプダウン各0.4秒、ホールド5秒）・オフ3秒 ●強度：40mA（耐えうる最大強度） ●治療時間：10分間
姿 勢	背臥位
電極配置	総指伸筋に50×50mmの電極を、長母指外転筋にφ32mmの電極を貼付。
治 療	電気刺激を行いながら、手指と手関節を背屈させるイメージをしてもらった。更に、通電中に手関節屈筋群のストレッチを加えた。

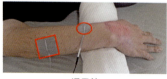
通電前

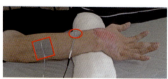
通電中

結 果

Modified Ashworth Scale（MAS）は電気刺激療法実施前は2（全可動域のほとんどで抵抗を受けるが、四肢の可動は容易）、電気刺激療法実施後は1（最終可動域で僅かな抵抗感がある）と変化し、背屈時の抵抗を感じる角度も変化した。

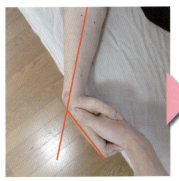
治療前

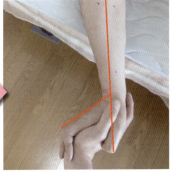
治療後

担当セラピストの感想

ストレッチ単独と比べて、電気刺激療法とストレッチを合わせた方が手関節屈筋群の筋緊張が落ちやすかった。

現場からのアドバイス

- 手指伸展運動と手関節背屈運動をきれいに出すのは難しいため、事前にMPを探索することを推奨する。
- MP探索の方法：筋腹中央を目安に電極を当て、電極を押さえながら皮膚の上でずらし、その周囲で最も筋収縮が得られる部位を探すと良い。

> 手関節の随意的な背屈運動時に屈筋群の筋緊張が亢進してきたら、背屈筋群へ電気刺激を数回加えることで、筋緊張を落とすこともできます。

電気刺激療法　痙縮

CASE 2　足関節底屈筋群

目的 ▶ **痙縮の抑制**

姿勢　座位

設定

モード	EMS
周波数	100Hz
パルス幅	100μs（相幅：50μs）
オン時間	5.0秒（ランプアップ時間：1.5秒 　　　　ホールド時間　　：2.0秒 　　　　ランプダウン時間：1.5秒）
オフ時間	3.0秒
強度	筋収縮が確認できる程度
治療時間	30分

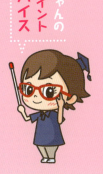

さっちゃんのワンポイントアドバイス

- 拮抗筋の筋収縮により、相反抑制による主動作筋の筋緊張緩和を狙う。
- 電気刺激中に随意的な足関節の背屈運動を併用すると良い。
- 足関節の底屈筋群の筋緊張が亢進してきた時に実施すると、筋緊張を軽減できる。

電極配置

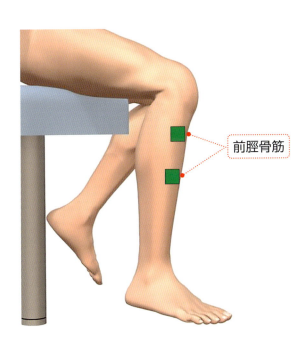

前脛骨筋

痙縮 Case Report

電気刺激療法
オススメ度
★★☆

右片麻痺（被殻出血）

基礎情報

主 訴	足が硬くて、動きにくい。
年齢性別	60歳代、男性
罹患期間	約3年
ADLレベル	屋内は車椅子移動。杖歩行は見守り。

物理療法

設 定	●EMSモード ●周波数：50Hz ●パルス幅：100μs ●オン5.8秒（ランプアップ・ランプダウン各0.4秒、ホールド5秒）・オフ3秒 ●強度：50mA（耐えうる最大強度） ●治療時間：15分間
姿 勢	座位、背臥位
電極配置	足関節の背屈筋群に50×50mmの電極を貼付。
治 療	電気刺激を行いながら、足関節を背屈させるイメージをしてもらった。

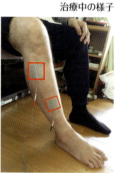

治療中の様子

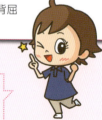

可能であれば、より機能を上げるために立位で電気刺激をかけながら随意的な背屈運動を実施すると良いです。

結 果

下腿三頭筋のMASは2から1となった。歩幅が拡大した。

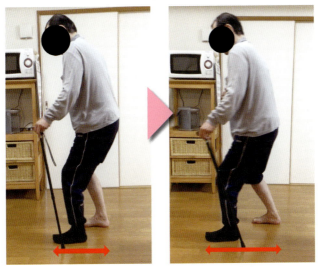

治療前　　　　　　　　　治療後

本人の感想
右足が軽くなった。

担当セラピストの感想
徒手療法や運動療法で筋緊張を落とすことが難しかったが、電気刺激療法を行うことで、短時間に筋緊張を落とせることが分かった。

現場からのアドバイス
- 前脛骨筋の収縮が強いと、背屈時に内反が伴いやすい。そのため、長母趾伸筋や長趾伸筋のMPを見つけるとよい。
- MPは個人差があることから、探索時は大よその位置に見当を付けて電極を貼り、皮膚を動かしながら探すのがコツである。

Column

脳卒中患者に対する
物理療法の挑戦
～最新情報～

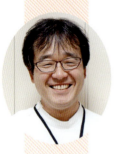

中山　恭秀
東京慈恵会医科大学附属病院

運動療法と物理療法の双方を上手に使って患者の最大限の可能性を考える

　電気刺激治療は、経皮的電気神経刺激(Transcutaneous Electrical Nerve Stimulation：TENS)、機能的電気刺激 (Functional Electrical Stimulation：FES)、治療的電気刺激(Therapeutic Electrical Stimulation：TES) などで区別されて用いられています。研究者や臨床指導者によって若干くくりが変わるものの、基本的には痛みに対するものと治療に使うものの2つに分けられます。痛みに対するTENSは、周波数による違いで生じる痛みの緩和作用や、局所温熱療法や寒冷療法と組み合わせる方法などが多く報告されている一方で、近年では半側空間無視に対して一定の効果があるとした報告[1]もあり、新規性を感じます。電気を通電することで筋収縮を促し、治療として機能再建を狙うTESは、機能再建を含め動作再建を狙うFESと区別する場合とそうでない場合とがありますが、いずれにしても筋収縮を促すことと、その先に運動や動作があると捉えてよいでしょう。FESは1961年にLiberson[2]が慢性期の片麻痺患者の歩行障害再建を目的に行ったのが始まりとされ、主に足関節の背

屈を補います。今日様々な機器が発表されていますが、原理に大きな変わりはありません。TESは痙縮の減弱、関節可動域の改善、随意運動の促通などを狙います。理学療法士のみでなく、作業療法士も外傷による神経損傷で筋収縮不全を呈した患者や、中枢神経傷害により麻痺を呈する上肢麻痺の治療として用いています。これ以外に、セラピストは直接行いませんが、慢性期の脳卒中片麻痺患者に対する反復的経頭蓋磁気刺激（repetitive Transcranial Magnetic Stimulation：rTMS）も物理療法の挑戦的な潮流といえるでしょう。慢性期の患者でも痙縮軽減と分離能の向上が期待できるrTMS治療は、上肢麻痺に対して効果が示されています[3]。上肢の機能改善に伴う歩容の変化は示唆されている[4]ため、今後は三次元動作解析を用いた変化と効果の関係の明確化、FESやTESを組み合わせた理学療法プログラムの検討などが期待されます。

● 参 考 文 献 ●

1) 尾崎 新平, 草場 正彦, 他：歩行中の視覚探索課題と頸部への経皮的神経電気刺激を組み合わせた介入が左半側空間無視に有効であった一例. 理学療法, 35(1), 87-90, 2018.
2) Liberson WT, et al：Functional electrotherapy; Stimulation of the peroneal nerve synchronized with the swing phase of the gait of hemiplegic patients. Arch phys Med, 42:101-105, 1961.
3) 安保 雅博：経頭蓋磁気刺激治療の効果. 東京慈恵会医科大学雑誌, 132(2), 31-36, 2017.
4) 吉田 豊, 渡辺 重人, 他：脳卒中後片麻痺患者に対する、反復性経頭蓋磁気刺激と集中的リハビリテーションの併用療法 歩行機能および下肢運動機能への影響について. 東京慈恵会医科大学雑誌, 126(5), 177-185, 2011.

なかやま　やすひで ● 東京慈恵会医科大学附属病院 リハビリテーション科　技師長
　　　　　　　　　　　広島大学医学部　客員教授

東京都立医療技術短期大学卒、博士（リハビリテーション科学：筑波大学）
日本基礎理学療法士学会 運営幹事、日本Stimulation Therapy学会 理事、理学療法学 編集委員、日本保健科学学会 評議員、専門理学療法士（基礎、神経、教育）、認定理学療法士（ひとに関する基礎領域）、文京学院大学、茨城県立医療大学、帝京科学大学 非常勤講師。

【著　書】
3日間で行う理学療法臨床プランニング（南江堂、2013）
臨床データから読み解く理学療法学（南江堂、2017）
Cross Link理学療法学テキスト神経障害理学療法学Ⅰ、Ⅱ（編著、メジカルビュー社、2019）　など多数。

5 関節の可動域制限

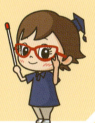

超音波療法 関節の可動域制限

CASE 1 足関節

目的 ▶ 足関節背屈の可動域改善

姿勢 座位または腹臥位（うつ伏せ）

設定

周波数	1MHz
Duty	100%
強度	1.0W/cm²
治療時間	5分
超音波導子の移動	導子の2倍の面積を超えない範囲で動かす

さっちゃんのワンポイントアドバイス

- 足関節背屈位でストレッチをかけながら、超音波を照射するとより効果的。

超音波療法 81 関節の可動域制限

治療部位

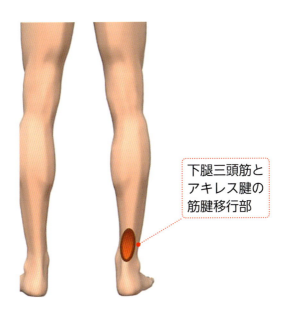

下腿三頭筋とアキレス腱の筋腱移行部

関節の可動域制限 **Case Report**

超音波療法

オススメ度
★★☆

パーキンソン病

基礎情報

主 訴	ふくらはぎの突っ張りが気になり、歩きにくい。
年齢性別	70歳代、男性
罹患期間	約1年
ADLレベル	居酒屋を営んでおり、注文を受けるなど簡単な手伝いをしている。屋内歩行は自立。

物理療法

設 定	● 周波数：1MHz ● Duty：100% ● 強度：1.3W/cm² ● 治療時間：5分間
姿 勢	腹臥位
治療部位	下腿三頭筋の筋腱移行部

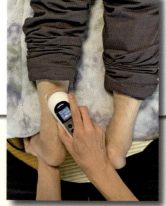

治療中の様子

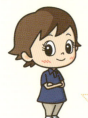

超音波照射中に痛みが出現する場合は、強度を下げるかDutyを50%に落とす方法もあります。

結 果

下腿三頭筋の伸張性が向上し、足関節背屈可動域は、5°から10°へ拡大した。それに伴い、主訴の突っ張り感は軽減した。

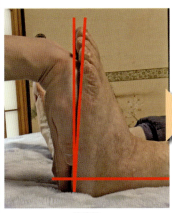

治療前

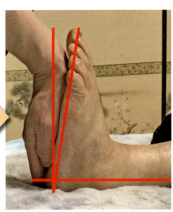

治療後

担当セラピストの感想

ストレッチ単独では改善が難しかったが、超音波療法とストレッチを組み合わせることで足関節の背屈可動域が拡大した。

現場からのアドバイス

- 筋に対して超音波を照射するよりも、筋腱移行部の方が超音波の吸収が良いため、下腿三頭筋の柔軟性が向上しやすい。
- Duty100%で導子を固定したままにすると、すぐに痛みが出たり、火傷する場合もあるので、ゆっくり動かしながら照射することを推奨する。

電気刺激療法 関節の可動域制限

CASE 2 肩関節

目的 ▶ 肩甲上腕リズムの促通

姿勢 座位

設定

モード	EMS
周波数	100Hz
パルス幅	100μs（相幅：50μs）
オン時間	5.0秒（ランプアップ時間：1.5秒 　　　ホールド時間　　　：2.0秒 　　　ランプダウン時間：1.5秒）
オフ時間	4.0秒
強度	筋収縮が確認できる程度
治療時間	20分

- 電気刺激によって肩甲骨の上方回旋運動をアシストしながら、肩関節の屈曲、外転の自動運動を実施する。

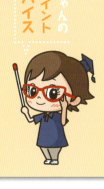

さっちゃんの
ワンポイント
アドバイス

電極配置

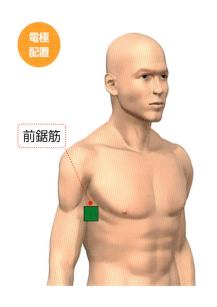

前鋸筋

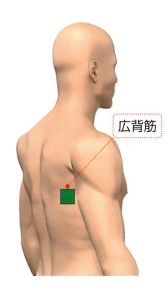

広背筋

電気刺激療法
85 関節の可動域制限

関節の可動域制限 Case Report

電気刺激療法
オススメ度
★★☆

左上腕骨骨頭骨折

基礎情報

主　訴	自力では左腕が全く上がらず、生活に困っている。
年齢性別	80歳代、女性
罹患期間	約3年
ADLレベル	食事は左手が使えないため、右手のみ使用。屋内は伝い歩き、屋外は車椅子全介助。

物理療法

設　定	●EMSモード ●周波数：100Hz ●パルス幅：100μs ●オン5秒（ランプアップ・ランプダウン各1.5秒、ホールド2秒）・オフ3秒 ●強度：33mA ●治療時間：10分間
姿　勢	右側臥位
電極配置	前鋸筋と広背筋に50×50mmの電極を貼付。
治　療	電気刺激に合わせて、肩関節屈曲の自動介助運動を実施した。

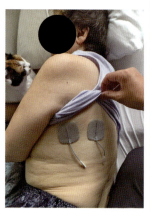

治療中の様子

結 果

肩関節の他動屈曲角度は95°から110°に拡大した。可動域維持のため、自宅での屈曲運動のセルフエクササイズを行ってもらっている。

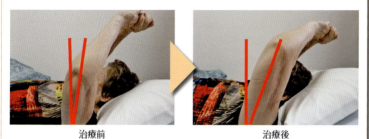

治療前　　　　　　　　　　治療後

担当セラピストの感想

今まで、運動療法や徒手療法で治療していたが、電気刺激を行い、予想以上に屈曲可動域が向上した。今後、物理療法も治療手段の一つとして使ってみたい。

現場からのアドバイス

- 前鋸筋と広背筋に電極を配置するのは、広背筋への刺激で肩甲骨を下制させ、前鋸筋への刺激で肩甲骨を上方回旋させるためである。
- 広背筋の下角付近に電極を貼ることを推奨。
- 電極をもう1CH使える場合は、肩甲上神経上と、三角筋前部線維と中部線維の間に50×50mmの電極をそれぞれ貼ると、肩関節の屈曲運動が出やすい。
  ※肩甲上神経の貼付位置は、肩甲骨の上角から外側へ辿り、肩甲棘と交叉した箇所が目安である。

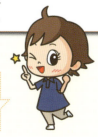

肩甲骨の上方回旋運動の制限がある場合は、この方法は効果的です。徒手的に上方回旋運動を介助することも良いです。

Column

関節可動域制限の機序と物理療法の効果

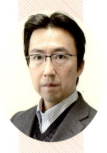

中野 治郎

長崎大学生命医科学域（保健学系）

関節可動域制限の原因を正しく捉えることが重要

　関節可動域制限は①関節拘縮、②痛み、③筋緊張亢進、④骨変形、⑤人工関節など様々な原因によって生じることが知られています。しかし、関節可動域制限の病態に関しては誤解が多いのも事実であるため、ここで簡単に整理してみましょう。

　注意が必要なのは、「**関節可動域制限≠関節拘縮**」ということです。関節拘縮とは、関節周囲の軟部組織すなわち骨格筋、関節包、皮膚の器質的変化によって関節の動きが制限された状態を指します。発生機序としては、関節が不動状態になると骨格筋、関節包、皮膚の組織内が酸素不足状態となり、それをきっかけに筋線維芽細胞によるコラーゲン線維の産生が増加し、組織の伸張性が低下することが報告されています。ただし、関節可動域制限＝関節拘縮となるのは、骨格筋が完全に弛緩していることが条件となります。実際の臨床現場で治療する関節可動域制限の多くは、関節拘縮による制限に痛みや筋収縮による制限が上乗せされた状態です。特に炎症と痛みを伴うケースでは、関節の最終可動域で感じる抵抗は筋収縮によるものであり、関節拘縮による抵抗では

ないことが多いです。中枢神経疾患で痙縮が強い場合も同様です。つまり、関節可動域制限に対してストレッチを行ったとしても、それは収縮した筋線維を伸張していることに過ぎず、関節拘縮に対する直接的な治療には至っていない可能性があります。そして、そのような状態が続くことにより関節拘縮は進行します。例えば、組織損傷による炎症が原因で痛み、筋収縮、そして関節可動域制限が起きているケースでは、時間経過とともに炎症が治まれば痛みと筋収縮は消失しますが、その時は関節拘縮が既に進行した状態にあり、関節可動域制限が後遺症として残存することとなります。したがって、関節可動域制限に対する治療を行うためには、まず炎症、痛み、筋収縮を早急に軽減させる必要があり、超音波療法、電気刺激療法をはじめとする各種の物理療法を有効に用いることができます（各項を参照）。

　一方、関節拘縮が進行してしまった場合は、物理療法および運動療法を行っても治療効果を得ることは困難とされています。ただし、結合組織は熱を加えることによって伸張性が一時的に増すため、温熱療法とストレッチを併用することによって部分的に改善する可能性はあります。対象が骨格筋の場合は深部性の超音波療法、関節包の場合は広範囲をカバーできるホットパックがなどが推奨されます。

なかの　じろう●長崎大学生命医科学域（保健学系）　准教授

長崎大学医療技術短期大学部理学療法学科を卒業（1996年）した後、物理療法に関する基礎研究を重ねて長崎大学大学院医学系研究科で博士を取得（2005年）。その後、ブリティッシュコロンビア大学での研究留学を経験して長崎大学生命医科学域（保健学系）の准教授に就任し（2011年）、現在に至る。

【著　書】
機能障害科学入門（神陵文庫、2010）
物理療法（神陵文庫、2009）
物理療法学テキスト（南江堂、2013）　など多数。

6 その他の症状

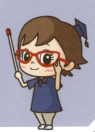

電気刺激療法 その他の症状

CASE 1 肩関節の亜脱臼

目的 ▶ **亜脱臼による痛みの軽減**

 姿勢　座位

 設定

モード	EMS
周波数	50Hz
パルス幅	100μs（相幅：50μs）
オン時間	10.0秒（ランプアップ時間：2.0秒 　　　　ホールド時間　　：6.0秒 　　　　ランプダウン時間：2.0秒）
オフ時間	18.0秒
強度	軽く肩関節の外転運動が確認できる程度
治療時間	30分

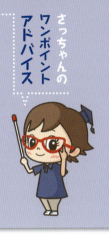

さっちゃんのワンポイントアドバイス

- 肩甲帯の拳上が起きないように電極の配置に注意する。
- 慣れてきたらオフ時間を6秒ずつ短縮していく。

 電極配置 棘上筋と三角筋（中部線維と後部線維の間）

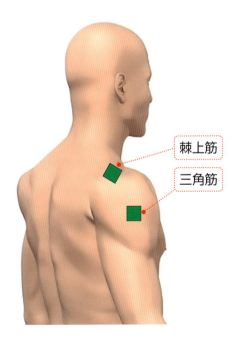

電気刺激・超音波　その他の症状

CASE 2 浮腫

目的 ▶ 下腿の浮腫の軽減

姿勢 座位または仰臥位

設定

電気刺激療法

モード	EMS
周波数	50Hz
パルス幅	200μs（相幅：100μs）
オン時間	5.0秒（ランプアップ時間：1.0秒　ホールド時間：3.0秒　ランプダウン時間：1.0秒）
オフ時間	6.0秒
強度	筋収縮が確認できる程度
治療時間	15分

超音波療法

周波数	1MHz
Duty	50%
強度	1.0W/cm²
治療時間	3分
超音波導子の移動	円を描くように膝窩に照射

- 超音波でリンパ節を刺激して、電気刺激で筋収縮を実施することでポンピングを促す。同時に実施しても良い。
- いずれかの治療器しかない場合は、どちらかの治療のみを実施。

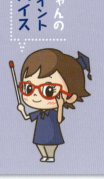

さっちゃんのワンポイントアドバイス

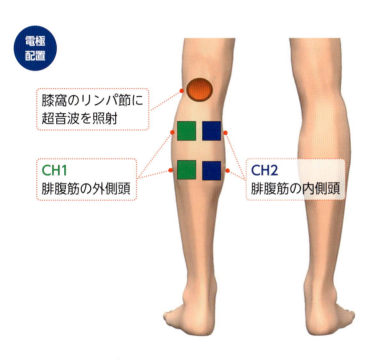

電極配置

膝窩のリンパ節に超音波を照射

CH1 腓腹筋の外側頭

CH2 腓腹筋の内側頭

その他の症状 Case Report

電気刺激療法
超音波療法
オススメ度
★★☆

廃用症候群（肺炎）

基礎情報

主 訴	歩くのが不安定で怖い。
年齢性別	80歳代、女性
罹患期間	約8ヶ月
ADLレベル	基本動作は自立、屋内移動は独歩・伝い歩き、屋外移動は車椅子全介助。

物理療法

電気刺激 設定	● EMSモード ● 周波数：50Hz ● パルス幅：100μs ● オン5秒（ランプアップ・ランプダウン各1秒、ホールド3秒）・オフ5秒 ● 強度：50mA（筋収縮が確認できる程度） ● 治療時間：15分間
電極配置	両側の下腿三頭筋の内側・外側に50×90mmの電極を貼付
超音波 設定	● 周波数：1MHz ● Duty：50% ● 強度：1.0〜2.0W/cm² ● 治療時間：3分間
姿 勢	側臥位
治療部位	深膝窩リンパ節

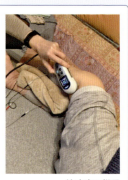

治療中の様子

結 果

- 物理療法の前後で、膝関節から遠位が細くなった。
- 足関節の自動背屈で足背に痛みがあったが、それが消失。
- 週1回の訪問で介入しているが、効果が4週間持続している。

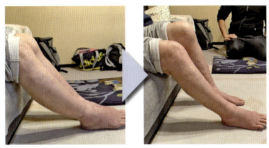

治療前　　　　　　　治療後

本人の感想

立ち上がりや歩くのが楽になった。

担当セラピストの感想

物理療法を初めて利用者に使用したが、今までの介入より効果があった。本人や家族からお礼の電話をいただくくらい喜ばれた。

現場からのアドバイス

- 超音波の強度は痛みが出ないよう、本人の表情などを確認しながら徐々に上げた。
- 物理療法を初めて受ける方には、事前にどんな治療かを説明し、できるだけ恐怖心を取り除いた方がよい。
- セラピスト自身が体験しておくと、説明に説得力が増す。

物理療法を患者に実施する前に、セラピスト自身が体感して、どのように感じるのか、工夫する点などを把握しておくことは、非常に大切なことです。

| その他の症状 | Case Report |

電気刺激療法
超音波療法
オススメ度
★★☆

糖尿病

基礎情報

主　訴	足がむくんで、足の動きが悪い。歩くのが大変。
年齢性別	80歳代、男性
罹患期間	約40年
ADLレベル	屋内移動は伝い歩き、屋外移動はシルバーカー。

物理療法

電気刺激　設定	●EMSモード ●周波数：50Hz ●パルス幅：100μs ●オン5秒（ランプアップ・ランプダウン各1秒、ホールド3秒）・オフ5秒 ●強度：60mA（筋収縮が確認できる程度） ●治療時間：15分間
電極配置	両側の下腿三頭筋の内側・外側に50×50mmの電極を貼付
超音波　設定	●周波数：1MHz ●Duty：100% ●強度：1.0〜2.0W/cm² ●治療時間：3分間
姿　勢	側臥位
治療部位	深膝窩リンパ節

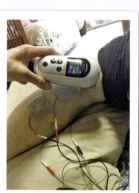

治療中の様子

結 果

下腿の最大周径は、右が38cmから37cm、左は36.5cmから35.5cmと減少した。

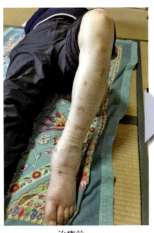
治療前

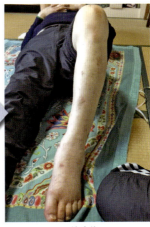
治療後

担当セラピストの感想

徒手療法よりも効果があった。物理療法を継続して行い、効果をみていきたいと思った。

現場からのアドバイス

- 高齢かつ糖尿病で感覚障害があることから、物理療法中は常に痛みや熱感がないか確認しながら行う。
- 物理療法を実施した後も皮膚の色や状態に変化がないかなどを確認する。

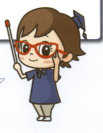

重度の感覚障害がある場合は、超音波も電気刺激も発赤や火傷を起こさないように皮膚を確認するなど、細心の注意が必要です。

Column

尿失禁に対する物理療法の可能性

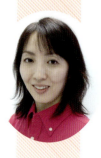

田舎中　真由美
インターリハ株式会社 フィジオセンター

骨盤底筋訓練に効果的な物理療法を用いて排泄自立を目指す

　尿失禁の中で腹圧性尿失禁、切迫性尿失禁、混合性尿失禁に対しては骨盤底筋訓練が有効です。骨盤底筋群の筋力は、徒手筋力検査と同様で6段階で評価されます。3以上であれば、重力に対して骨盤底筋群の挙上運動が認められることになります。筋力が0～2で、随意的な挙上運動が困難な症例に対してや、認知的な問題がある場合に、骨盤底筋訓練に物理療法が適応となります。以下に、現在骨盤底筋訓練に用いられている物理療法を紹介します。

①バイオフィードバック療法

　膣内圧計や表面筋電図または経腟プローブ式の筋電図を用いたバイオフィードバック療法を用いることで、骨盤底筋群の収縮を視覚、触覚、聴覚を利用して骨盤底筋訓練を行います。

②電気刺激療法

　骨盤底筋群の随意収縮が不可能な場合、電気刺激により骨盤底筋群の収縮を促します。骨盤底電気刺激療法、干渉低周波療法、埋め込み式仙髄神経電気刺激療法があり、干渉低周波療法と仙髄神

経電気刺激療法は保険適応となっています。
③磁気刺激療法

　肛門や腟に電極を挿入せずに、着衣のまま非侵襲的に神経、筋を刺激することができます。現在、女性に対してのみ保険適応になっています。

　私自身臨床で実践したことのある物理療法は上記のうち、バイオフィードバック療法と電気刺激療法です。高齢者で骨盤底筋群の収縮感覚が乏しい症例には、物理的刺激を用いて骨盤底筋群の収縮を入れることは重要であると考えています。私が尿失禁治療に関わり始めた20年前には、この分野に取り組むセラピストはまだ非常に少なく、物理療法としても、我が国ではバイオフィードバック療法や電気刺激療法の一部が行われているのみで、上述した物理療法で保険適応となっているものは一つもありませんでした。しかし、近年では腟に対するレーザー光線治療や高周波治療も報告されるようになってきており、いずれも現状では自費ですが、症状の改善が報告されてきています。

　また、2016年より排尿自立指導料が算定できるようになり、PT・OTが、排尿ケアチームの一員として活動するセラピストも増えてきています。排泄の問題は、直接的に生命にかかわることではありませんが、自宅で家族がケアできるか否かはとても重要です。今後、尿失禁や便失禁などの骨盤底機能障害に取り組むセラピストが増え、対応手段として物理療法が病院、施設だけでなく、在宅にもより普及することを期待しています。

たやなか　まゆみ●インターリハ株式会社 フィジオセンター　マネージャー

信州大学医療技術短期大学部 理学療法学科を卒業（1995年）後、インターリハ株式会社に入職（1999年）。2000年に保健衛生学士を取得。同年、フィジオセンター設立。

【著　書】
尿失禁をはじめとする骨盤底機能障害に関して執筆多数。
産後リハにおける腹部・骨盤へのアプローチ　腟・会陰部のケア　尿失禁　骨盤臓器脱　会陰・骨盤痛の予防のためのエクササイズ（Kathe Wallace著・田舎中真由美訳、丸善出版、2017）など。

7 資料

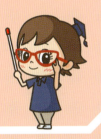

電気刺激療法の基本

電気刺激療法では、目的に応じて選択される波形やモード（電流の種類）が異なります。例えば、疼痛緩和を目的とした場合はTENS（経皮的末梢神経電気刺激）、筋収縮を目的とした場合はNMES（神経筋電気刺激）やEMS（筋電気刺激）を用います。

1 周波数（Hz、pps）

- 1秒間に繰り返される波、またはパルスの数です。
- パルス波では、pps（pulse per second）を用いますが、治療器ではパルス波の場合もHzが用いられています。
- 周波数を上げていくと、筋収縮力が大きくなりますが、筋疲労も感じやすくなります。

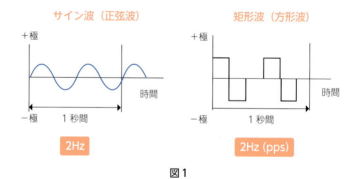

図1

2 パルス幅（μs、ms）

- パルスが持続する時間です。強度と密接に関係する重要な要素です。

3 強度（μA、mA、V）

- 電流や電圧の大きさを表します。
- どの程度の強度で刺激を感じるかは、人によって異なります。

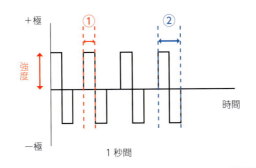

学術的には一般的に①を**相幅**、②を**パルス幅**と呼んでいます。
治療器では①の相幅がパルス幅と定義づけられています。
本書の（相幅：50μs）と記載の数値を治療器で設定します。

図2

◆パルス幅と強度の関係（強さ－時間曲線）

- 図3は、神経や筋を興奮させるために必要な強度とパルス幅の関係を表したものです。
- 強度を上げていくと、まず感覚神経線維（Aβ）が興奮し（チリチリと感じます）、さらに強度を上げると運動神経線維（Aα）が興奮します（筋収縮が起こります）。そこからさらに強度を上げると、痛みを伝達する神経線維（Aδ・C）が興奮します（痛みを感じます）。

- 筋収縮を起こすためには、パルス幅が短い場合は、高い強度が必要です。一方で、パルス幅が長い場合は、低い強度でも筋収縮が起こりますが、同時に痛みも感じやすくなります。

  (例) ①パルス幅10μsの場合、筋収縮を起こすには70mA程の強度を必要とし、200mAまで強度を上げても痛覚線維は興奮しません。

  ②パルス幅100μsの場合では、約30mA以下の強度でも筋収縮が起き、70mA程度まで強度を上げると痛みを感じます。

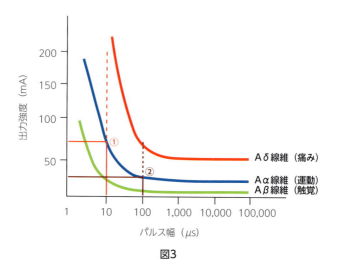

図3

4 オン時間、オフ時間

- オン時間とは、電流が流れている時間（神経・筋が活性している時間）のことです。
- オフ時間とは、電流が流れていない時間のことです。
- オン・オフ時間は、筋収縮を目的とする場合に設定しますが、電気刺激による筋収縮は随意運動よりも疲労を感じやすいため、オフ時間

を長く設定するとよいです（オン：オフ＝1：3～5が推奨。慣れてきたら1：2へ）。

5 ランプアップ、ランプダウン

- ランプアップとは、設定した強度に電流が達するまでの時間のことです。
- ランプダウンとは、オン時間の最後に、強度が0mAに戻るまでの時間のことです。
- 筋を収縮させる際に、ランプアップが長いほど、急激に電気刺激が加わることを防ぎ、不快感を軽減させることができます。

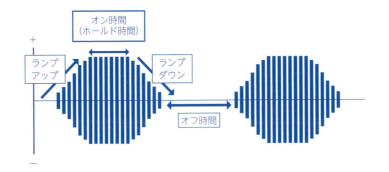

> ランプ時間はオン時間に含まないとされていますが、ランプ時間中も電流が出力されています。本書ではオン時間をホールド時間と記載しています。

図4

6 モーターポイント（MP：Motor Point）

- 神経が筋腹に侵入する部位、または体表からの電気刺激によって筋収縮が最も効率よく起こりやすい部位のことです。運動点ともいいます。

超音波療法の基本

　人間の耳では聞くことができない、20,000Hz以上の高い周波数の音（音波）を超音波と言います。

　超音波治療器では、超音波導子内で発生する振動が体内に伝わると熱に変換されます。超音波療法では、この熱エネルギーによる温熱効果と、微細な振動によるマイクロマッサージ効果（非温熱効果）が期待できます。

1 周波数（Hz）

- 1秒間に繰り返される波の数のことです。
- 周波数が低いほど、より深部に届きます。理学療法では、1MHzまたは3MHzを選択することが多いです。
   1MHz … 1秒間に100万回の振動（深達度：約3～5cm）
   3MHz … 1秒間に300万回の振動（深達度：約1～2cm）

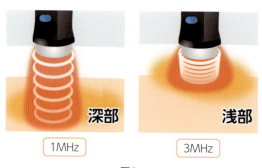

図1

2 Duty（%）

- 超音波が照射されている時間と休止している時間の比率のことです。
- 組織の温度上昇を目的とする場合は、100%（連続モード）に設定します。
- 5〜50%（パルスモード）では、超音波が照射されていない休止時間を含むため、温熱効果を軽減します。そのためパルスモードは炎症のある急性期でも使用できます。

3 強度（W/cm^2）：空間平均強度

- 超音波の強さのことです。
- 強度は、1.5W/cm^{2}前後が推奨とも言われていますが、患者の痛みの訴えや治療部位などを考慮して調整します。高強度の場合、骨膜痛や火傷のおそれがあるため、注意が必要です。

禁忌・注意事項

	電気刺激		超音波	
	TENS	NMES EMS	連続	パルス
前頸部と頸動脈洞	禁	禁	禁	禁
認知機能やコミュニケーション能力の低下	禁	注意	禁	注意
深部静脈血栓・血栓性静脈炎	禁	禁	禁(局所)	禁(局所)
妊娠	禁(局所)	禁	禁(局所)	禁(局所)
痙攣・てんかん	禁	禁	/	/
頭部(を挟み込む形)	禁	禁		
出血傾向	禁	禁	禁	禁
最近の骨折、縫合(部位)や骨粗鬆症		禁	/	/
胸部、心臓、肋間筋	注意	禁		
埋込型電子機器の装着(心臓ペースメーカーなど)	禁(局所)	禁(局所)	禁(局所)	禁(局所)
心不全	禁(局所)	禁(局所)		
感染	禁(局所)	禁(局所)	禁(局所)	注意

禁 禁忌　　禁(局所) 部位直上が禁忌　　注意 注意しながら治療可能　　治療可能

禁忌・注意事項

	電気刺激		超音波	
	TENS	NMES EMS	連続	パルス
悪性腫瘍	禁(局所)	禁(局所)	禁(局所)	禁(局所)
結核	禁(局所)	禁(局所)	禁(局所)	禁(局所)
皮膚疾患 損傷している皮膚や 損傷しそうな皮膚	禁(局所)	禁(局所)	禁(局所)	注意
最近放射線治療を受けた組織	禁(局所)	禁(局所)	禁(局所)	禁(局所)
循環障害	注意	禁(局所)	禁(局所)	注意
感覚障害	禁(局所)	注意	禁(局所)	注意
成長期の骨端部	注意	注意	注意	注意
下腹部	注意	禁	/	/
再生中の神経	禁	注意	注意	注意
急性外傷・炎症			禁(局所)	注意
プラスチック、セメント埋入			禁(局所)	注意
金属挿入				

Houghton PE, Nussbaum ET, et. al: Physiotherapy Canada. 62(5): 1-80, 2010を改定し引用

禁忌・注意事項の説明

(1)電気刺激：心疾患

　重度の心疾患患者でも、下肢筋に対して廃用性筋萎縮予防などの目的でNMES・EMSが用いられることがありますが、初めて電気刺激療法を実施する場合は、心電図やバイタルサインにおいて異常が生じないかを医師と共に確認しながら実施することを推奨します。必ず主治医に承諾を得てください。

(2)電気刺激：感覚障害

　片麻痺患者では何らかの感覚障害を呈していることが少なくありません。筋収縮を目的とした電気刺激の場合、痛みを感じにくいために、強度を上げすぎることがあります。電極配置部位の皮膚の色の変化などに注意し、強度を設定する必要があります。痛みに対して介入する際は、正常な求心性神経線維の機能が期待できないため、TENSは推奨されません。

(3)超音波：温熱・非温熱による違い

　超音波療法では、温熱作用を期待する照射方法（連続モード：Duty100％）と温熱作用を極力抑える照射方法（パルスモード：Duty：5〜50％）があります。
　そのため禁忌や注意事項も前項の表のように異なります。

物理療法に関する注意点とアドバイス

- 高齢者は痛みを我慢しがちです。ご本人が「大丈夫」と言っても、ちょっとした体の反応などを見逃さないことが重要です。例えば、身構える様子、苦痛な表情、呼吸が浅くなるなどといった身体反応を観察し、痛みや不快感がないか気にかけるようにしましょう。

- 筋持久力が著しく低い方にNMESを行う場合、初めは推奨されている治療時間よりも短い時間から開始すると良いです。また、電気刺激のオフ時間はオン（ホールド）時間の3〜5倍から開始して、徐々に短縮していくことで、疲労に伴うNMESへの抵抗を軽減できます。

- 心不全や高血圧を合併している方は息こらえに注意しましょう（特に、NMESを行う場合）。また、NMES施行中は適宜バイタルサインの測定を行うことを推奨します。

- 物理療法を実施して良いか否か迷った際は、その場で判断せずに、先輩のPTや医師に必ず相談しましょう。

- 定期的に（最低月に1回）機器の点検を実施しましょう。機器自体に破損がないか、電極などの付属品に破損や汚れがないか、エネルギーが出力されているかの確認を行いましょう。

- 物理療法を初めて実施する方に対しては、それをどんな目的で使用するのか、どのように感じるのか、例えば熱いなどの感覚があった場合には伝えるようにしてもらうなど事前にオリエンテーションを行うことで、不安感を和らげることができます。

Column

物理療法の魅力
～私が始めたきっかけ～

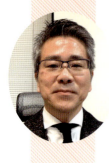

庄本　康治
畿央大学 健康科学部 理学療法学科

運動療法単独から運動療法と物理療法の組み合わせへ

　理学療法士になったとき、私は運動療法のみにしか興味がなく、物理療法には全く興味がありませんでした。一方、25年ほど前に米国ロードアイランド州で約30の病院を見学する機会がありましたが、そこでは多くのPTが積極的に物理療法と運動療法を組み合わせて実施し、治療効果をあげていました。私は、それまでの自分は理学療法士ではなく、運動療法士であったと反省したことを記憶しています。そこから、物理療法の中でも超音波療法、電気療法に興味を持つようになり、多くの論文を読み、可能な限り運動療法と組み合わせて臨床で使用してきました。勤務していた急性期病院では、下腿切断をした閉塞性動脈硬化症例が、強い幻肢痛によって透析が実施できなくなっていましたが、健側肢に経皮的電気刺激（TENS）を実施すると急速に鎮痛し、透析継続可能になったことがありました。また、手術予定の石灰沈着性腱板炎症例に超音波療法を外来で実施し、X線画像で評価していくと、石灰が縮小し、多くの症例の手術が中止となったこともありました。さらに、人工膝関節置換術後症例の術直後

から離床するまで、下腿、大腿の筋に多くの電極を貼布して軽いパンピング運動を電気的に実施するという神経筋電気刺激（NMES）によって深部静脈血栓症を予防できたことも報告しました。

　このように、運動療法のみによる介入だけではなく、物理療法を付加することで治療効果をあげることができると体感しましたが、これは、他専門職と比較したときの理学療法士の強みになると感じていました。しかし、物理療法の様々な効果に関する基礎・臨床研究報告は、本邦では極めて少ないのが当時の状況であり、何とかしなければいけないと感じ、主として臨床研究を実施してきました。

　近年では、在宅症例の筋力増強をNMESで実施するための専用機器を業者と一緒に作成しながら、その効果を評価しています。その過程では、理学療法士から機器側の工夫を提案、改善し、次の症例に反映させていますが、今後このようなことが様々な物理療法機器開発に求められると考えています。また、機器改善のみならず、使用する理学療法士への教育、技術教育も極めて重要であり、これらに問題があると治療効果が出にくいと考えています。上記のことは、物理療法を取り巻く課題でもありますが、同時にやり甲斐を感じる課題であると私は考えています。

しょうもと　こうじ ● 畿央大学 健康科学部 理学療法学科　教授
　　　　　　　　　　　物理療法専門理学療法士、認定理学療法士

1988年、理学療法士 免許取得。同年～2001年、府中病院、ベルランド総合病院、大阪厚生年金病院などで勤務。2002年、畿央大学 健康科学部 理学療法学科 講師となる。2003年、保健学博士（神戸大学）。2004年、畿央大学 健康科学部 理学療法学科 助教授に、2005年に教授就任。

【著　書】
公認アスレティックトレーナーテキスト（公益財団法人 日本スポーツ協会）
物理療法学テキスト（南江堂、2008）
ABCDEsバンドルとICUにおける早期リハビリテーション（克誠堂、2014）
エビデンスから身につける物理療法（羊土社、2017）
理学療法概論（羊土社、2017）　など多数。

参考資料

- 庄本康治 編集：エビデンスから身に付ける物理療法．第1版，羊土社，2017．

- 庄本康治 編集：最新物理療法の臨床適応．第1版，文光堂，2012．

- Houghton PE, Nussbaum ET, et. al：ELECTROPHYSICAL AGENTS Contraindications And Precautions：An Evidence-Based Approach To Clinical Decision Making In Physical Therapy. Physiotherapy Canada. 62(5)：1-80, 2010.

- Baker LL, Wederich CL, et al.：Neuro Muscular Electrical Stimulation：A Practical Guide. 4thEdition, Los Amigos Research & Education Institute, Inc., 2000.

- Nussbaum EL, Houghton P, et al.：Neuromuscular Electrical Stimulation for Treatment of Muscle Impairment：Critical Review and Recommendations for Clinical Practice. Physiotherapy Canada. 69(5)：1-76, 2017.

著者プロフィール

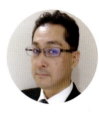

阿部　勉　　　　　　　　　　あべ　つとむ

リハビリ推進センター株式会社　理学療法士

1991年　理学療法士　免許取得。都立病院を経て2002年より現職。
2007年　健康科学博士（首都大学東京）。
北里大学　非常勤講師、吉林大学（中国）　客員教授。

物理療法の普及と共に、産業リハビリテーション・リハビリ旅行に取り組んでいる。

森山　隆　　　　　　もりやま　たかし

リハビリ推進センター株式会社　理学療法士
3学会合同呼吸療法認定士

2007年　東京都立保健科学大学（現　首都大学東京）理学療法学科
　　　　卒業

整形外科クリニック勤務、被災地の復興支援などの経験を経て、現在は在宅分野で活動。ご利用者の生きがいの獲得を重視し、その大きい武器となる物理療法の普及を望んでいる。

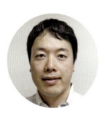

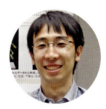

元住　考志　　　　　　もとずみ　こうじ

訪問看護ステーション　ゴルディロックス　理学療法士
救急救命士

2011年　社会医学技術学院　夜間部理学療法学科　卒業

急性期・回復期病院の勤務を経て、医療・介護の現場で、理学療法士が物理療法を活用していないことに危機感を持っている。
治療の選択肢の一つとなるよう、物理療法の有効性を現場から広めている。

安孫子　幸子　　　　　　あびこ　さちこ

伊藤超短波株式会社　マーケティング・技術研究本部　学術部
理学療法士

2000年　国際医療福祉大学　保健学部　理学療法士学科　卒業
2002年　広島大学大学院　医学部医学研究科　保健学専攻
　　　　博士前期課程（保健学修士）　卒業

一般病院、訪問リハビリテーションでの経験を得て、現在は医療機器メーカーで物理療法の普及のための教育や開発に取り組んでいる。

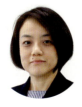

在宅リハビリテーションにおける物療ノススメ

2019年6月27日 第1版　発行

監　修　阿部　勉
編　集　森山　隆　　元住考志

発行者　原田　育叔
発行所　一世出版株式会社
　　　　〒161-8558　東京都新宿区下落合2-6-22
　　　　TEL：03-3952-5141
　　　　FAX：03-5982-7751
　　　　http://www.issei-pub.co.jp/
印刷所　一世印刷株式会社

乱丁・落丁の際はお取り替えいたします。[検印廃止]